Marie-France Muller

Remèdes maison

Préparer soi-même
huiles macérées, vins médicinaux,
pommades, onguents...

jouvence
EDITIONS

Du même auteur… aux Éditions Jouvence

Encyclopédie de la réflexologie faciale, 2008
Quelle santé de fer !, 2007
Déverrouiller ses blocages, 2002
Médecine familiale des 4 saisons : Hiver, 2001
Le Dien' Cham', avec Nhuan le Quang, 2000
Le vinaigre santé, 1999
Remèdes maison, 1999
Bien dormir, enfin !, 1998
Médecines douces pour animaux, 1998
L'argile facile, 1998
L'enfant timide, 1997
Vivre au positif, 1997
Oser parler en public, 1997
Croire en soi, 1997
Cuisine végétarienne rapide, 1997
Timide, moi ? Plus jamais !, 1996 (épuisé)

Chez d'autres éditeurs

Les huiles essentielles, Petits Pratiques Hachette, 2006
Le régime anti-âge, avec Stephan Lagorce,
Éd. Hachette Pratique, 2003
Aromathérapie, Petits Pratiques Hachette, 2003

Catalogue gratuit sur simple demande

ÉDITIONS JOUVENCE
France : BP 90107 – 74161 Saint-Julien-en-Genevois Cedex
Suisse : Case postale 184 – 1233 Genève/Bernex
Site internet : **www.editions-jouvence.com**
E-mail : info@editions-jouvence.com

couverture: illustration, Jean Augagneur
maquette & mise en pages: atelier weidmann

ISBN 978-2-88353-175-8

Simples, vous nés depuis longtemps, trois âges avant les dieux,
Je veux connaître vos cent sept principes !
Pareilles sont les mères, vos principes, des milliers de rameaux,
Allons, vous, les sages : guérissez-moi ce patient !

Rigvéda, IIe millénaire av. J.-C.

Sommaire

Introduction

Préparer des remèdes-maison, à base de plantes et de produits simples (que vous emprunterez le plus souvent à votre cuisine), rien de plus facile. Vous aurez ainsi de quoi palier toute l'année aux petits tracas de la vie courante, sans avoir pour autant à vous ruer sur des médicaments dont on sait que l'abus est souvent dangereux. De la simple tisane (qu'il faut quand même savoir préparer) aux huiles macérées, sirops ou vins médicinaux, il est de nombreuses façons d'utiliser agréablement plantes, fleurs et fruits.

Et puis, quoi de plus plaisant, dès le printemps, que de se constituer sa propre réserve de plantes médicinales, choisies au fil des promenades dominicales (avec un bon guide en main, cela vous sera facile), récoltées au fond du jardin ou dans le pré voisin. Nombre de ces plantes sont considérées, évidemment à tort, comme de « mauvaises herbes », entendons bien : celles qui, à ce qu'il paraît, ternissent de leur présence à la vitalité exubérante le parfait agencement des allées ou pelouses, ainsi que de toute surface bétonnée volée à la nature. Nous leur faisons la part belle chez nous et alentours: les préserver risque de devenir une question de simple survie pour notre civilisation extravagante qui, actuellement, se contente le plus souvent de nier en bloc le fruit de milliards d'années de patiente évolution.

Aussi prenons-nous bien garde de ne récolter – avec soin, sans les arracher (sauf quand les racines sont nécessaires, ce qui est plus rare) – que la quantité de plantes dont nous avons besoin. Bien souvent aussi, lorsqu'elles sont montées en graines, en profitons-nous pour en récolter de pleines poignées que nous dispersons ensuite dans la campagne, en des lieux demeurés sauvages où nous espérons qu'elles pourront se développer sans recevoir de désherbant.

Ces simples précautions sont absolument nécessaires. Qu'est-ce qu'une plante arrachée, me direz-vous ? Peut-être (et encore...), mais nous sommes des millions à nous promener le dimanche et à détruire sans le savoir une précieuse réserve de santé et de beauté. Seule, l'accumulation de milliers de gestes simples de cet ordre pourra changer les choses: il appartient à chacun d'entre nous de faire en sorte que nos descendants n'héritent pas ... d'un désert !

Ce petit guide a pour but de vous initier aux techniques de base des préparations phytothérapiques. Il n'est bien sûr pas question de remplacer le médecin, seul apte à vous soigner lorsque votre état l'exige. Cependant, ces simples préparations évitent souvent d'en arriver là : curatives autant que préventives, elles vous permettront souvent, à peu de frais, de remédier aux petits maux courants en les traitant en profondeur, ce qui peut vous éviter des problèmes ultérieurs plus sérieux.

Notre choix – difficile – s'est arrêté sur diverses préparations mettant en œuvre un certain nombre de techniques de base. Les produits obtenus sont efficaces et de fabrication facile. Vous pourrez ainsi, à peu de frais, constater que la nature offre les meilleurs remèdes et qu'il ne tient qu'à vous d'en user autant qu'il est nécessaire.

Lorsque ces quelques techniques vous seront devenues familières, vous aurez toute latitude pour accroître votre « pharmacie naturelle » des multiples préparations dont les « recettes » nous sont léguées par la tradition.

Comme toujours, en cas de doute, consultez un thérapeute!

Les plantes médicinales

Vous avez pour habitude de vous procurer vos plantes chez le pharmacien ? Certes, c'est toujours possible. Mais quel plaisir que de les récolter soi-même au cours des promenades dominicales ou pendant les vacances ! Voici quelques conseils bien utiles si vous décidez de procéder vous-mêmes à la cueillette ou d'en faire pousser chez vous.

Culture

Il est une règle de base : même s'il est possible d'en cultiver certaines dans votre jardin, sachez que les plantes sauvages sont toujours beaucoup plus efficaces que les variétés « domestiquées » ! Il est un univers entre un brin de thym sauvage et celui que vous tentez d'acclimater chez vous. Bien sûr, faute de mieux, vous pourrez quand même l'utiliser… Attention aussi aux variétés cultivées qui peuvent n'avoir rien à en commun (ou si peu) avec la plante sauvage : il en est ainsi du millepertuis, dont les petites fleurs jaunes si communes en bordure de nos routes n'ont rien à voir avec les lourdes fleurs jaunes du millepertuis décoratif qui, d'ailleurs, n'en présente pas non plus les qualités thérapeutiques.

Récolte

Quelques règles sont à respecter quant à la manière de récolter les plantes médicinales.

- Cueillez-les par temps sec et chaud, afin que la rosée ne provoque pas de fermentation. Elles sont alors gorgées de principes actifs vivants. Surtout, cueillez délicatement ou mieux, coupez la plante sans l'arracher : ainsi repoussera t'elle l'année suivante.
- Les racines se récoltent généralement en automne ou en hiver, en tout cas avant la floraison s'il s'agit de plantes annuelles. Arrachez-les avec précaution, sans trop les abîmer, et débarrassez-les rapidement de leur terre.
- Récoltez les bourgeons au printemps : ils doivent être bien développés mais pas encore ouverts. Faites-les sécher à l'ombre, dans un endroit sec et aéré.
- En général (il y a des exceptions), il faut cueillir les feuilles avant que la plante ne fleurisse. Choisissez les plus saines et les plus fraîches et faites-les sécher comme les bourgeons.

- Les fleurs se récoltent au début de la floraison. Cueillez-les bien épanouies, de préférence le matin.
- Une fois récoltées, les plantes ne doivent pas être écrasées : déposez-les plutôt délicatement dans un carton ou un panier.
- Quant aux fruits, il faut les récolter mûrs ou juste à point.

> **Attention :** Les plantes ne sont pas toutes inoffensives, certaines sont même très toxiques. **Soyez donc prudent :** ne récoltez que les plantes que vous avez appris à bien reconnaître ou demandez à votre pharmacien de vérifier votre récolte.

Préparation

- N'attendez-pas : utilisez-les dès votre retour, le jour même, pour préparer vos élixirs, vins médicinaux, vinaigres de santé, huiles macérées et sirops. Les principes actifs ne se conservent pas indéfiniment : leur efficacité diminue avec le temps. Aussi est-il sage de faire vos préparations sitôt la récolte effectuée : elles n'en seront que plus efficaces. Ne conservez en bocaux que les plantes destinées aux tisanes.

- Faites sécher le reste de votre récolte dans un endroit sec, à l'abri du soleil, étalé sur un linge propre dans un endroit bien ventilé.
- Après dessication, conservez vos plantes dans des bocaux de verre, des boîtes en carton ou de simples sacs en papier, et conservez-les bien au sec, à l'abri de l'air et de la lumière.

□

Des remèdes… simples

Il est diverses manières d'utiliser les plantes pour sa santé. Chacun peut réaliser des préparations simples et efficaces qui constitueront une sorte de pharmacie naturelle de base, adaptée à ses besoins. C'est simple, amusant et économique si l'on compare avec les produits équivalents du commerce.

Pour commencer, il faut…

Un matériel adapté

Il est quelques règles de base quant au choix du matériel à utiliser :

- Choisissez des ustensiles en bois, terre cuite, verre, faïence, fonte, acier inoxydable, émail. Surtout, évitez l'aluminium, potentiellement toxique (il serait même judicieux de vous débarrasser de tout ustensile en aluminium dans votre cuisine). Utilisez des spatules en bois, des couteaux en inox, des passoires ou filtres en plastique. Veillez cependant à ne pas stocker vos plantes ni vos préparations dans des récipients en plastique : certains spécialistes pensent que ce matériau absorberait une partie de leurs principes actifs !

- Utilisez du matériel parfaitement propre : nettoyez-le à l'eau très chaude et séchez le tout à fond avant de l'utiliser, pour éviter tout risque de fermentation (vous pouvez terminer le séchage des instruments en bois ou en métal au four).
- Conservez vos produits dans des flacons stérilisés. De nombreuses préparations risquent sinon de s'altérer rapidement. Vous pouvez utiliser pour cela les produits destinés à la stérilisation des biberons.
- Enfin, n'omettez pas d'étiqueter soigneusement vos ingrédients et préparations, au fur et à mesure : ce qui sur le moment vous semble évident risque fort de ne plus l'être quelques semaines ou mois plus tard !

> **Soyez très prudent** et vérifiez que vous n'avez pas fait d'erreur dans la récolte de vos plantes. Un bon guide des plantes médicinales vous permettra d'éviter la confusion fort préjudiciable entre, par exemple, la digitale ... et la consoude!

Souvenez-vous aussi que de nombreuses préparations peuvent être faites à partir de plantes séchées qu'il est facile de se procurer en toute sécurité.

Quant aux huiles essentielles, ne lésinez pas sur la qualité: choisissez les meilleures marques et assurez-vous qu'elles soient bien le produit d'une distillation prolongée, sans adjonction de solvants. Vous pourrez vous les procurer (ainsi que ces renseignements) dans la plupart des magasins de produits diététiques, ainsi que dans certaines pharmacies.

Muni de bons guides de phytothérapie et d'aromathérapie qui vous guideront sur les vertus des plantes et huiles essentielles susceptibles de vous aider, il ne vous reste plus qu'à vous lancer dans la fabrication de vos premières préparations! Je suis sûre que vous y prendrez vite grand plaisir.

Effets curatifs des plantes courantes

A titre indicatif, vous trouverez en annexe un rapide aperçu de l'utilisation thérapeutique de plantes à partir desquelles vous pourrez réaliser diverses préparations. Fraîches ou séchées, vous n'aurez aucun problème à vous les procurer.

Mesurer facilement vos produits

Ces quelques équivalences vous simplifieront la vie:

1 ml = 20 gouttes
5 ml = 1 cuillerée à café
10 ml = 1 cuillerée à dessert
20 ml = 1 cuillerée à soupe
60 à 75 ml = 1 verre à porto
150 ml = une tasse à thé ou un verre à vin

INFUSION

Qui ne s'est un jour ou l'autre préparé une tisane? C'est la préparation la plus simple: on verse de l'eau bouillante sur les plantes placées dans un récipient que l'on couvre ensuite, puis on laisse infuser durant cinq à quinze minutes.

On utilise ce procédé pour les plantes qui ne supporteraient pas une cuisson prolongée: feuilles, fleurs, racines (réduites en petits morceaux)

Comptez en moyenne 25 g de plantes séchées ou 75 g de plantes fraîches pour 1/2 litre d'eau. Posologie : une tasse de tisane trois fois par jour.

Les infusions de plantes ne sont pas seulement thérapeutiques. Ce sont aussi des boissons saines, aux saveurs variées et souvent délicieuses, qui peuvent parfaitement remplacer le thé ou le café pour votre plus grand bien. Apprenez à bien les préparer en associant entre elles différentes plantes, selon vos goûts. Utilisez, selon vos possibilités, des plantes que vous aurez récoltées vous-mêmes ou des sachets tout préparés. Voici deux exemples simples de tisane composée, d'usage quotidien.

Tisane du matin

Ce mélange stimulant et rafraîchissant vous permettra de démarrer la journée avec entrain :

- 25 g de romarin
- 25 g de menthe
- 25 g de pétales de souci
- 25 g de feuilles de fraisier
- 25 g de feuilles de framboisier
- 25 g de pétales d'hibiscus

Mélangez le tout et conservez-le dans un bocal. Mettez une cuillerée à café du mélange dans une tisanière, versez dessus une tasse d'eau bouillante, laissez infuser 5 à 10 minutes, filtrez. Vous pouvez ou non sucrer cette infusion avec un peu de miel.

Tisane du soir

Vous prendrez avec plaisir cette tisane apaisante avant de vous coucher :

- 50 g de millepertuis (sommités fleuries)
- 50 g de mélisse
- 50 g de fleurs de camomille
- 50 g de lavande
- 1 tête de coquelicot

Mettez une cuillerée à café de ce mélange dans une tisanière et versez dessus une tasse d'eau bouillante. Laissez infuser 5 minutes, passez. Si vous le désirez, vous pouvez sucrez cette tisane avec un peu de miel.

Sachets de tisane maison

Fabriquez vous-mêmes ces petits sachets, si pratiques en voyage, et qui vous permettront d'avoir toujours sous la main vos mélanges préférés.

Dans de la gaze ou de la mousseline, découpez de petits carrés d'une dizaine de centimètres de côté. Placez au centre deux cuillerées à café du mélange de plantes choisies et nouez le avec de la ficelle fine.

En voyage, vous pourrez quand même vous préparer une tisane en vous contentant de faire infuser ce sachet une dizaine de minutes dans une tasse d'eau chaude.

DÉCOCTION

On emploie ce mode de préparation avec les plantes qui ne perdent pas leur efficacité sous l'action de la chaleur, ou quand on en utilise les parties dures ou ligneuses, telles qu'écorce, semences, racines, branches… Il convient de réduire les plantes en fines particules que l'on laisse généralement macérer quelques heures dans de l'eau froide ensuite portée à ébullition lente durant quelques minutes ou même parfois quelques heures.

“*Généralement, on se contente de porter à ébullition le mélange eau-plantes et de laisser cuire doucement le tout durant 15 à 20 minutes. Laissez macérer durant encore quelques minutes, filtrez et consommez.*

Comptez 40 g de plantes séchées ou 80 g de plantes fraîches pour un litre d'eau froide. Pensez que la quantité sera réduite environ d'un tiers après cuisson. Votre décoction peut se conserver un jour ou deux au frais ou au réfrigérateur. Posologie : une tasse trois fois par jour.”

Vous pouvez être amené à mélanger infusion et décoction : il en est ainsi quand le mélange conseillé contient à la fois des fleurs ou feuilles, baies, écorces ou racines. Dans ce cas, préparez l'infusion pendant la cuisson de la décoction, puis mélangez le tout en final.

Décoction chinoise

Beaucoup plus concentrée qu'en Occident, la décoction chinoise nécessite, selon les cas, de 100 à 200 g de plantes séchées pour un litre d'eau que l'on fait réduire à environ 1/3 de litre. La ration habituelle est d'environ 100 g de cette préparation, que l'on prend pure ou diluée.

Décoction de romarin

- Romarin 20 g
- Basilic 5 g

Faites bouillir le tout pendant deux ou trois minutes, laissez reposer 10 minutes, passez. Buvez la moitié de cette décoction, chaude, à la fin de chacun des deux repas. Remarquable en cas de digestion difficile.

COMPRESSES

Pour faire une compresse, rien de plus simple:

- Préparez une infusion ou une décoction de la plante choisie. Vous pouvez aussi diluer 50 ml de teinture dans 1/2 litre d'eau chaude ou froide, ou encore employer de l'eau argileuse.
- Trempez un linge propre dans ce liquide et essorez-le.

- Appliquez cette compresse directement sur la peau. Ré-humidifiez la compresse dès qu'elle a refroidi ou s'est évaporée.
- Renouvelez l'application aussi souvent que nécessaire.

« On soulage ainsi les articulations douloureuses, les éruptions cutanées et autres problèmes locaux.

Des compresses froides appliquées sur le front soulagent les maux de tête. Une compresse d'infusion ou de teinture d'arnica soulage les contusions et les muscles douloureux suite à un effort prolongé. »

Compresse de camomille

Pour soulager des yeux fatigués ou irrités :

- Préparez une décoction de camomille et laissez-la tiédir.
- Appliquez sur les yeux des compresses de coton trempées dans cette décoction et restez allongé au moins 1/4 d'heure.

Vous connaissez sans doute le cataplasme d'argile[1]. Pensez aussi à vous appliquer des cataplasmes à base de plantes fraîches hachées : c'est là une pratique efficace et sans danger. On soulage ainsi bien des douleurs de type inflammatoire : arthrite, rhumatismes, tendinite ou douleurs diverses.

- Hachez grossièrement vos plantes fraîches et faites-les rapidement bouillir dans un peu d'eau. Pressez-les et étalez-les sur un linge propre.
- Appliquez sur la zone atteinte et maintenez en place pendant 1/4 d'heure à 1/2 heure.

Cataplasme de feuilles de chou

Le cataplasme de feuilles de chou est particulièrement conseillé pour soulager des articulations douloureuses et les douleurs de type rhumatismal.

“ *Enlevez la grosse côte qui parcourt la feuille et ébouillantez-la rapidement. Appliquez autour de l'articulation et maintenez en place par un bandage. Renouvelez aussi souvent que nécessaire.* ”

Il peut arriver qu'une irritation apparaisse à la surface de la peau : cette manifestation, certes

[1] Voir *L'argile facile*, du même auteur, aux Editions Jouvence.

désagréable, est sans gravité. Espacez les applications et huilez légèrement la peau avant de placer les feuilles de chou.

Cataplasme de farine de lin

Bien connu de nos grand-mères qui en usaient dès le premier signe de bronchite ou de grippe, il mérite ce petit rappel:

- 60 g de farine de lin
- 1/4 de litre d'eau

- Faire bouillir l'eau, y verser la farine en pluie, mélanger et laisser cuire une minute.
- Verser cette bouillie sur un linge, recouvrir avec de la gaze.
- Appliquer sur la poitrine ou sur le dos ce cataplasme bien chaud, mais pas bouillant (vérifier la température avec le dos de la main pour éviter les souvenirs… brûlants!).
- Il est conseillé de se couvrir pour conserver la chaleur le plus longtemps possible.

GÉLULES

Il est aisé de préparer soi-même des gélules remplies de poudre de plantes (par exemple, celles que vous utilisez habituellement sous forme de tisane). D'un transport facile lors de déplacements, elles vous seront utiles si vous n'appréciez guère le goût de certaines plantes.

- Procurez-vous des gélules vides (de préférence végétales, sinon en gélatine) dans une pharmacie, ainsi que votre plante séchée ou déjà réduite en poudre.
- Si vous utilisez des plantes séchées, écrasez-les soigneusement dans un mortier et filtrez-en les plus fines particules au travers d'une passoire. Il faut compter utiliser 15 à 20 g de poudre par gélule de calibre 00.
- Prenez 1/2 gélule dans chaque main et remplissez-les en les glissant l'une vers l'autre dans la poudre. Fermez la gélule pleine.
- Conservez vos gélules au frais à l'abri de la lumière dans un flacon teinté ou opaque.

“*Posologie : 2 gélules deux ou trois fois par jour. Surtout, buvez suffisamment lors d'un traitement à base de poudre de plantes !*”

INHALATIONS

Cette pratique bien connue de nos ancêtres demeure très efficace pour dégager l'excès de mucus des voies respiratoires en cas de rhume, sinusite, bronchite, asthme ou simple état grippal. On la prépare à partir de plantes aux vertus anti-inflammatoires ou avec des huiles essentielles. S'il existe des inhalateurs (en vente en pharmacie), vous pouvez aussi vous contenter d'une simple cuvette.

« *Remplissez à demi votre cuvette d'eau bouillante. Ajoutez-y 1/2 litre d'infusion et 10 gouttes d'huiles essentielles. Recouvrez-vous la tête d'une serviette assez grande pour couvrir aussi la cuvette et restez ainsi penché pendant une dizaine de minutes à respirer tranquillement par le nez.*

Après une inhalation, restez une bonne demi-heure dans la pièce chaude, afin de permettre à vos voies respiratoires de se réadapter progressivement. »

Inhalation contre le rhume

Dans un litre d'eau bouillante, versez 3 gouttes de chacune de ces huiles essentielles :

- thym
- aiguilles de pin
- citron
- lavande
- eucalyptus

LOTIONS ET ÉMULSIONS

Il est simple de préparer soi-même des mélanges efficaces et économiques, en fonction de ses besoins. Les lotions sont essentiellement composées d'eau et d'extraits de plantes (infusion, décoction, teinture). Quant aux émulsions, elles contiennent en outre de l'huile et doivent donc être agitées au moment de l'emploi. La seule différence tient dans la texture légèrement huileuse.

Que cette lotion soit destinée aux soins de votre visage, au soulagement d'une affection cutanée ou pour apaiser une peau irritée ou enflammée, il vous suffira encore une fois de choisir les plantes ou fruits adaptés à votre problème, puis de suivre ces quelques indications:

- Mélangez teintures, eaux florales ou décoction, et éventuellement un peu d'huile macérée (l'huile de millepertuis est souveraine dans bien des cas).
- Conservez dans un flacon en verre teinté, au frais.

Lotion apaisante (peau irritée)

- 40 ml d'hamamélis de Virginie distillé
- 20 ml de teinture de mouron blanc
- 40 ml d'eau de rose
- 40 ml de jus d'aloe vera

Bien mélanger le tout et conserver au frais.

Emulsion calmante
(coups de soleil)

- 50 ml de jus d'aloe vera
- 50 ml d'huile de millepertuis
- 1 cuillerée à soupe de vinaigre de cidre
- 1 gélule de vitamine E 200 UI
- 1 gélule de bétacarotène 25000 UI

Videz le contenu des gélules dans le liquide et agitez bien avant d'appliquer.

OVULES ET SUPPOSITOIRES

Voici comment réaliser vous-mêmes ces préparations simples qui permettent de libérer localement les substances actives des plantes entrant dans leur composition. L'ovule se dépose dans le vagin, tandis que le suppositoire est placé en contact direct avec l'intestin.

Fabrication

Vous trouverez facilement des moules à suppositoires ou à ovules dans les magasins spécialisés ou par l'intermédiaire de votre pharmacien. Cependant, vous pouvez aussi vous contenter de moules «faits maison», si vous n'en fabriquez qu'occasionnellement.

Pour 24 ovules ou suppositoires :

- Fabriquez des petits cônes de 2 cm de long sur 1 cm de diamètre avec du papier d'aluminium (exceptionnellement). Enduisez-les d'huile d'olive.
- Dans une petite casserole, faites fondre très doucement 20 g de beurre de cacao. Ajoutez-y, hors du feu, 10 à 12 gouttes d'une ou plusieurs huiles essentielles.
- Versez le mélange dans les moules et laissez prendre au frais durant quelques heures.
- Retirez-les délicatement de leur emballage et conservez-les au frais, sur du papier sulfurisé.

Plantes conseillées: thym, souci, ail…

Ovules antiseptiques

Beurre de cacao	50 g
H.E. de souci	10 g
H.E. de leptospermum	10 g
H.E. de thym	2 g

Faites fondre le beurre de cacao au bain-marie. Hors du feu, ajoutez les huiles essentielles en remuant bien. Versez dans les moules préalablement huilés et laissez-les prendre pendant plusieurs heures au frais. Démoulez et conservez au réfrigérateur dans un récipient bien fermé

« *Posologie: un ovule au lever et au coucher jusqu'à amélioration.* »

SIROPS

La préparation en est fort simple et vous permet d'inventer à l'infini divers mélanges adaptés à vos besoins. Le principe de base consiste en la préparation d'une tisane ou d'une décoction à laquelle on ajoute du miel ou du sucre roux. Donnez d'ailleurs la préférence au miel (choisissez un miel naturel, de bonne qualité) : outre sa saveur et ses qualités adoucissantes, le miel ajoute ses propriétés propres à celles des plantes employées.

Fabrication

- Préparez 1/2 litre d'infusion ou de décoction de la ou des plantes choisies. Filtrez et versez dans une casserole.
- Ajoutez-y 500 g de miel (ou éventuellement de sucre roux), mélangez bien le tout jusqu'à parfaite dissolution et faites cuire à feu doux jusqu'à ce que votre préparation ait pris la consistance d'un sirop. Laissez refroidir.
- Conservez ce sirop à l'abri de l'air, dans des flacons stériles (de préférence en verre teinté) et fermés par un bouchon en liège.

Il s'agit là de la préparation de base. Vous pouvez aussi y ajouter quelques gouttes d'huiles essentielles de votre choix : elles éviteront le risque de voir votre mélange fermenter trop rapidement.

On peut aussi réaliser des mélanges légèrement alcoolisés, à base de teintures-mères ou de vins médicinaux.

❝ *La posologie est en moyenne de deux ou trois cuillerées à soupe par jour.* ❞

Sirop contre la toux

- 10 g de thym
- 10 g de réglisse
- 10 g de feuilles de pulmonaire séchées
- 10 g de fleurs de primevère séchées
- 500 g de miel
- 3/4 de litre d'eau

- Faites fondre la réglisse dans l'eau à feu doux.
- Ajoutez les plantes au mélange précédent chaud et laissez infuser 15 minutes. Filtrez.
- Ajoutez le miel et remuez jusqu'à complète dissolution. Si besoin, remettez le tout à cuire doucement en remuant sans arrêt.
- Laissez refroidir et mettez en flacon.

❝ *Posologie : une cuillerée à café quatre à six fois par jour en cas de besoin.* ❞

Sirop d'oignon

- 1 kg d'oignons frais coupés en morceaux
- 300 g de miel
- 750 g de sucre
- 1 litre d'eau

- Faites cuire le tout à feu doux pendant env. 3 h.
- Laissez refroidir et filtrez. Mettez en flacons.

« *Posologie : une cuillerée à soupe 3 à 6 fois par jour en cas de bronchite.* »

Sirop d'ail

- 3 ou 4 gousses d'ail
- sucre roux

- Ecrasez les gousses d'ail et recouvrez-les de sucre roux.
- Laissez macérer une journée.
- Récoltez le jus ainsi obtenu.

« *Ce sirop au goût étrange est très efficace. Une cuillerée à café plusieurs fois par jour en cas de bronchite.* »

Sirop de guimauve

- 125 g de racines de guimauve
- 30 g d'eau de fleurs d'oranger
- 1,5 kg de sucre roux non raffiné

- Mettez la guimauve à tremper pendant 24 h dans un litre d'eau froide. Passez.
- Ajoutez le sucre et faites bouillir à feu doux. Quand le sucre est dissous, laissez refroidir le sirop.
- Parfumez-le avec l'eau de fleurs d'oranger et mettez-le en bouteilles après l'avoir laissé reposer 24 h.

« *En cas d'insomnie, prenez un petit verre de ce sirop au coucher.* »

TEINTURES ET EAUX FLORALES

Il est deux méthodes principales pour obtenir un extrait aqueux de plante : macération dans de l'alcool, et macération dans un mélange d'eau et d'alcool. Plus complexe, cette seconde méthode permet d'obtenir à la fois des composants hydrosolubles et alcoolisés de la plante.

Teinture n° 1

On l'obtient par la simple macération de la plante (jamais d'associations) dans de l'alcool à 60 ou 70°. Il est ainsi possible de préparer toute une gamme de ces teintures, qu'il sera ensuite possible d'associer, si besoin. L'alcool permet l'extraction des principes actifs et en assure la conservation (jusqu'à deux ans environ, parfois plus).

On emploie généralement l'alcool éthylique du commerce. Il est cependant possible (et souvent préférable) d'utiliser une bonne vodka (cet alcool ne contient pas d'additif) ou du rhum (dont la saveur peut masquer le goût désagréable de certaines plantes).

Attention !

- N'utilisez jamais d'alcool à 90° ni d'alcool à brûler.
- Du fait de leur teneur élevée en alcool, les teintures sont déconseillées aux enfants, aux femmes enceintes, ainsi qu'aux anciens alcooliques.
- Cependant, en cas de besoin, on peut réduire le degré d'alcool en ajoutant à la ration de teinture (5 ml) la valeur d'un petit verre d'eau portée à ébullition: la plus grande partie de l'alcool s'évapore ainsi lors du refroidissement.

- Comptez 200 g de plantes séchées ou 600 g de plantes fraîches pour un litre d'alcool.
- Placez vos plantes finement coupées dans un bocal et recouvrez-les avec l'alcool. Fermez-le hermétiquement et laissez reposer deux à quatre

semaines en remuant régulièrement, pour bien mélanger.

- Pressez-les ensuite dans un sac de mousseline ou de gaze pour recueillir la teinture. Conservez-la dans un flacon muni d'un compte-gouttes.

Teinture n° 2

Beaucoup plus complète, elle contient aussi des substances minérales ou autres présentes dans la plante. Elle se prépare en plusieurs temps :

- *Macération à froid dans de l'eau :* placez vos plantes fraîches – coupées en fins morceaux – dans un récipient très propre en verre fumé (pour rester à l'abri de la lumière) ; recouvrez avec de l'eau. Laissez macérer deux ou trois jours à température moyenne (16 à 20°), en remuant chaque jour le mélange. Filtrez en pressant bien la plante. Ne la jetez pas ! Ajoutez environ une cuillerée à soupe d'alcool par litre obtenu et conservez au réfrigérateur.
- *Macération dans de l'alcool :* recouvrez d'alcool à 35°-60° les restes de la plante déjà utilisée pendant trois ou quatre jours, en remuant quotidiennement. Filtrez en pressant bien, puis mélangez les deux extraits.
- *Extrait sec :* faites sécher votre plante. Broyez en une partie au mortier pour obtenir une poudre et faites griller à feu doux l'autre partie à sec

dans une poêle, jusqu'à l'obtention de cendres. Mélangez poudre et cendres, et faites-les cuire dans un peu d'eau quelques minutes. Versez le liquide obtenu refroidi dans la teinture.

« *Quelques gouttes diluées dans un peu d'eau chaude 3 fois par jour ou disposées sur un morceau de sucre.* »

Eau de mélisse

- 300 g de fleurs fraîches de mélisse
- 75 g de zest de citron non traité
- 40 g de cannelle en bâton
- 40 g de clous de girofle
- 40 g de noix de muscade
- 20 g de coriandre
- 20 g de racine d'angélique
- 2,5 litres d'alcool à 60-70°

Faites macérer tous ces ingrédients dans l'alcool pendant une quinzaine de jours. Filtrez et mettez en flacons bien bouchés.

« *Posologie: 1/2 cuillerée à café dans une tasse d'eau chaude sucrée ou 10 gouttes sur un morceau de sucre, en cas de crise d'angoisse, nervosité excessive, hypersensibilité...* »

Teinture d'anis

- 15 g de graines d'anis
- 50 g d'alcool à 70°

Laissez macérer les graines dans l'alcool pendant une quinzaine de jours.

« Posologie : 10 gouttes dans un peu d'eau chaude ou de tisane tiède en cas de besoin : insomnie, digestion difficile, irritabilité, crampes, etc. »

Bains de bouche et gargarismes

Il est facile d'en réaliser à partir d'infusions ou de décoctions, auxquelles on peut ajouter quelques gouttes de teinture (thym, romarin, citron, sauge, gaillet...).

*« Utilisez la tisane refroidie. Vous pourrez toujours l'avaler après votre bain de bouche ou gargarisme, si le cœur vous en dit. **Teinture** : diluez-en 5 ml dans un verre d'eau tiède. »*

Bains d'yeux

Simples à réaliser et efficaces dans le cas de nombre de maux d'yeux, vous pouvez employer pour ce faire une tisane ou une décoction. Utilisez toujours de l'eau bouillie. La préparation ne doit jamais piquer les yeux : s'il le faut, diluez-la en fonction de votre sensibilité.

Plantes conseillées: pétales de souci ou teinture de calendula, euphraise, bleuet, camomille, mélilot, plantain, fleurs de sureau, thé etc.

« *Décoction ou infusion préparée avec 15 g de plantes séchées pour 1/2 litre d'eau.*

Teinture : *2 gouttes de teinture dans une œillère remplie d'eau bouillie.*

Baignez l'œil malade 3 à 6 fois par jour et refaites tous les jours une préparation fraîche. »

□

Les huiles macérées

Les principes actifs des plantes sont aisément extraits et conservés dans l'huile, ce qui permet de multiples préparations fort efficaces (pommades, onguents, émulsions, huiles de massage, etc.).

Il est préférable de les renouveler chaque année, leur efficacité diminuant avec le temps. Conservez-les à l'abri de la lumière et de la chaleur.

Il est pour cela deux procédés distincts : la macération à chaud et la macération à froid.

La macération à chaud

Cette technique s'applique aux plantes dépourvues de fleurs, fraîches ou séchées : romarin, thym, consoude, mouron blanc, ortie, gaillet, lavande…

- Comptez 200 g de plantes séchées pour 1/2 l d'huile d'olive vierge ou de tournesol, toutes deux de première pression à froid.
- Faites frémir au bain-marie le mélange huile et plantes pendant environ trois heures.

- Filtrez le mélange au travers d'une chausse à gelée ou d'une mousseline de gaze, en pressant bien pour extraire le maximum de produit.
- Mettez en flacons.

La macération à froid

Ma préférée, car elle conserve aux plantes leurs propriétés intactes. Certes, elle demande une longue période de macération, mais le résultat en vaut la peine.

Ce procédé convient particulièrement aux plantes fleuries, fraîchement cueillies : millepertuis, thym en fleurs, souci, mélilot, camomille… Prévoyez l'huile et les récipients nécessaires avant d'aller récolter vos plantes : vous devrez les mettre en bocal le jour même !

- Récoltez les sommités fleuries ou les fleurs seules. Les feuilles fraîches qui y sont associées conviennent aussi. Veillez surtout à ne les récolter que dans des endroits éloignés de toute pollution : ce n'est pas parce que le millepertuis se plaît au bord des routes qu'il faut céder à la tentation de la facilité !
- Dès votre retour, remplissez (en tassant un peu) votre bocal de plantes. Ajoutez-y l'huile, jusqu'à complet remplissage. Fermez hermétiquement.
- Laissez macérer plusieurs semaines (trois ou quatre), puis filtrez en pressant bien la mousse-

line, afin de récupérer la plus grande quantité possible d'huile.

- Pour de meilleurs résultats, renouveler toute l'opération : récoltez de nouvelles plantes fraîches et recouvrez-les de l'huile que vous venez de filtrer. Complétez si nécessaire avec de l'huile fraîche, jusqu'à complet remplissage. Laissez à nouveau macérer quelques semaines. Filtrez et mettez en flacons.

Huile de millepertuis

Vous prendrez grand plaisir à préparer vous-même cette huile aux mille vertus, aussi bonne pour vous que pour vos animaux.

Millepertuis signifie « mille trous » : c'est en les observant sur la feuille de cette herbe de la Saint Jean que vous reconnaîtrez aisément cette plante sauvage (la variété cultivée ne convient pas) aux nombreuses petites fleurs jaunes, familière des bordures de route où il ne faut surtout pas la cueillir en raison de la pollution.

Préparation

- Récoltez au sécateur les sommités fleuries sans abîmer cette plante si précieuse (on en trouve de moins en moins). Sitôt de retour chez vous, remplissez-en un bocal en verre, tassez légèrement, puis recouvrez d'huile d'olive vierge de première pression à froid. Fermez votre bocal avec un couvercle. Laissez macérer le tout de préférence au soleil (le soir, couvrez-le ou rentrez-le). Retournez ce bocal doucement entre vos mains chaque jour pour bien mélanger. Votre huile prend rapidement une belle couleur rouge vif.

- Au bout de trois semaines environ, filtrez votre huile au travers d'une linge fin ou d'une passoire fine en plastique (évitez toujours l'aluminium) et pressez pour bien en extirper toute l'huile, que vous mettrez de côté.
- Refaites le jour même une nouvelle récolte de sommités fleuries fraîches et remplissez-en à nouveau votre bocal. Recouvrez les fleurs avec l'huile précédente. Complétez si besoin est avec de l'huile d'olive pour tout recouvrir, fermez bien et remettez le tout à macérer au soleil jusqu'à la fin de l'été.
- Quand l'huile est prête, filtrez-la et versez-la en de petits flacons à l'abri de la lumière. Pour mieux la conserver et en augmenter les vertus, vous pouvez ajouter une goutte d'huile essentielle de thym de très bonne qualité au fond de chaque flacon.

Cette huile est un remarquable anti-inflammatoire, en usage externe et interne (par cuillerée à café deux à quatre fois par jour pour vous et vos enfants/ une ou deux fois par jour pour votre animal, moins s'il est très petit). La quantité importe guère, le produit étant totalement inoffensif.

Principales indications
Colite, gastrite, arthrite, bronchite, sinusite, gingivite, brûlure…

❝ *En cas de colite : une cuillerée deux fois par jour pendant quelques semaines. En période de crise aiguë, prenez-en quatre fois au cours de la journée : l'amélioration est quasi immédiate !*

Si vous souffrez d'hémorroïdes : appliquez un petit morceau de coton imbibé de cette huile localement : après un léger picotement, vous serez rapidement soulagé.

Si vous souffrez de douleurs rhumatismales, arthrite, tendinite ou tout autre problème inflammatoire ou cutané (coup de soleil, etc.) : appliquez localement quelques gouttes de cette huile plusieurs fois par jour. ❞

Huile de thym

Cette huile se prépare de la même manière que la précédente, avec des plantes fraîches, en période de floraison. Elle se montre très efficace, dans le cas d'infections gastro-intestinales.

❝ *Si vous souffrez de colibacillose, si vous avez souvent des crises de cystite (cette douloureuse inflammation de la vessie), prenez quotidiennement pendant quelques semaines une cuillerée de cette huile deux fois par jour, quatre fois en période de crise, à laquelle il serait bon d'associer deux cuillerées quotidiennes d'huile de millepertuis. Vous verrez votre état s'améliorer rapidement.* ❞

Huile de lavande

Préparez-la comme indiqué précédemment en remplissant un bocal de fleurs fraîches que vous recouvrirez d'huile d'olive. Fermez bien. Laissez macérer dans un endroit frais pendant un bon mois.

« *Cette huile est fort utile dans de nombreux cas : migraine, digestion difficile, fatigue, état grippal, vertiges, nervosité excessive, névralgie, blessure, etc.*

Posologie : quelques gouttes sur un morceau de sucre ou dans un peu d'eau. On peut aussi l'employer localement, en usage externe. »

□

Huiles de massage, onguents et pommades

Quel agrément que de savoir préparer et surtout être en mesure d'adapter à ses besoins et préférences huiles et onguents, à son gré. Car il est toujours possible, quelques soient les circonstances, de se procurer les quelques éléments de base nécessaires, ainsi que les plantes ou extraits de plantes qui entrent dans leur composition.

Très simples ou sophistiqués, les produits de massage, destinés à l'usage externe, n'en représentent pas moins de remarquables vecteurs de pénétration des principes actifs des plantes. Appliqués localement, au niveau de la zone que l'on veut soulager, ils pénètrent aisément au sein des tissus sur lesquels ils exercent rapidement leur action.

HUILES DE MASSAGE

A base d'huiles diverses (qui peuvent éventuellement être mélangées entre elles), on peut y ajouter quelques gouttes d'huiles essentielles, ainsi que des capsules de vitamines E ou A, selon le besoin.

Préparation

Pour plus d'efficacité, il est préférable de n'en préparer que de petites quantités à la fois.

- Pour un flacon de 60 ml, prévoyez 50 ml d'huile ou de mélange d'huiles diverses, et une dizaine de gouttes d'huiles essentielles que vous choisirez en fonction de vos besoins et de vos goûts.
- Conservez le mélange dans un flacon de verre teinté bien bouché.

Huile décontractante

▲ Huile d'olive vierge	30 ml
■ H.E. de marjolaine	5 gouttes
▼ H.E. d'hysope	5 gouttes

« *Cette huile de massage permet de soulager les douleurs dues à une trop grande tension nerveuse et musculaire. On peut l'appliquer, en effleurages, sur entorses et foulures.* »

Huile apaisante

▲ Huile de millepertuis	30 ml
■ Huile de camomille	30 ml
■ H.E. de pin	5 gouttes
■ H.E. de genièvre	5 gouttes
▼ H.E. de lavande	5 gouttes

Cette huile soulage les douleurs articulaires ou rhumatismales. On peut aussi l'utiliser après un effort sportif intense pour soulager les muscles douloureux.

Huile hivernale

H.E. d'eucalyptus	3 gouttes
H.E. de marjolaine	3 gouttes
H.E. de thym	3 gouttes
H.E. d'eucalyptus	3 gouttes
Huile de germe de blé	30 ml

En cas de rhume, bronchite, état grippal, passez un peu de cette huile sur votre thorax plusieurs fois par jour.

Huile régénératrice

Huile de millepertuis	30 ml
Huile de germe de blé	30 ml
H.E. de lavande	5 gouttes
H.E. de romarin	5 gouttes
Vitamine E 200	1 gélule

Mélanger le tout, videz le contenu de la gélule de vitamine E et mettez en flacon.

Cette huile est excellente pour la peau qu'elle assouplit et régénère, y compris celle du visage pour laquelle elle constitue un excellent antiride.

Huile solaire

Huile de millepertuis	30 ml
Huile de tournesol	30 ml
Huile de pépins de raisins	30 ml
Huile de germe de blé	30 ml
H.E. de romarin	5 gouttes

Mélangez le tout et conservez en flacon.

« Attention: cette huile, qui favorise un joli bronzage, ne suffira pas à vous protéger d'un rayonnement trop intense. Pour que le soleil reste votre ami, soyez prudent et raisonnable. »

Attention !

- Il est déconseillé d'utiliser les huiles essentielles sur les femmes enceintes, surtout dans les trois premiers mois de la grossesse (sauf avis médical).
- Ne faites pas de massage aux personnes souffrant d'une maladie contagieuse ou présentant des lésions de la peau.

ONGUENTS

A base d'huiles diverses ou autres corps gras additionnés de plantes, d'extraits végétaux ou d'huiles essentielles, l'onguent est destiné à rester à la surface de la peau sans réellement la pénétrer formant ainsi une couche protectrice.

Autrefois, la base en était surtout constituée de graisses animales (saindoux). On peut le remplacer avantageusement (pour vous comme pour l'animal !) par de la vaseline, de la paraffine, de la cire d'abeille ou du beurre de karité.

Vous pouvez ajouter à cette base des huiles essentielles, des huiles macérées, ainsi que des plantes – fraîches, séchées ou réduites en poudre.

Préparation à base de plantes

Comptez 250 g de vaseline, paraffine ou beurre de karité pour 40 g de plantes séchées ou 60 g de plantes fraîches, ainsi qu'éventuellement 15 à 20 gouttes d'huiles essentielles.

- Fondre au bain-marie la vaseline ou la paraffine.
- Ajoutez les plantes et laissez le tout cuire à feu très doux environ deux heures.
- Filtrez-la préparation au travers d'une mousseline. Pressez-la bien. Pensez à enfiler des gants en caoutchouc pour ne pas vous brûler !
- Versez la préparation encore chaude dans des pots munis de couvercles.

Onguent cicatrisant

▲ Vaseline ou beurre de karité	250 g
■ Fleurs de camomille séchées	10 g
■ Ortie séchée	10 g
(fraîche	30 g)
■ Pensées sauvages séchées	10 g
■ Plantain	10 g
▼ H.E. de lavande	10 gouttes

Préparez comme indiqué.

« *Cet onguent vous rendra service en cas d'eczéma, d'acné et d'éruptions cutanées (sauf en cas de maladie infectieuse).* »

Préparation à base d'huiles macérées

Simple et rapide, vous pourrez la réaliser au fur et à mesure de vos besoins.

- Faites fondre 25 g de cire d'abeille et 25 g de lanoline anhydre au bain-marie, à feu très doux. Vous pouvez les remplacer par 50 g de beurre de karité.
- Dès que la cire est fondue, ajoutez-y, hors du feu, 100 ml d'huile macérée et éventuellement une dizaine de gouttes d'huiles essentielles.
- Mélangez bien et mettez en pots immédiatement.

Onguent contrecoup

- Paraffine ou cire d'abeille 25 g
- Lanoline anhydre 25 g
- Huile de millepertuis 100 g
- Fleurs d'arnica séchées 30 g

Préparez comme expliqué précédemment. Vous pouvez remplacer la paraffine et la lanoline par 50 g de beurre de karité.

« *Cet onguent est utile en cas de foulures, ecchymoses, etc., mais ne doit jamais être appliqué sur une plaie.* »

Onguent d'orme

- 50 g de poudre d'écorce d'orme
- 50 g de vaseline ou de beurre de karité

Mélangez les deux ingrédients.

« *Appliquez cet onguent sur une peau irritée (eczéma, herpès…).* »

POMMADES

Au contraire de l'onguent qui, lui, reste à la surface de la peau, la pommade la pénètre. Composée d'eau et de corps gras, on y adjoint plantes, fraîches ou sèches, teintures, huiles macérées ou huiles essentielles, selon le cas.

Savez-vous qu'à l'origine, cette préparation si commune doit son nom… à la pomme ? La première pommade était faite d'une pomme cuite au four, écrasée, puis mélangée à son poids d'huile d'olive. On appliquait ce mélange sur les plaies pour en favoriser la cicatrisation.

De nos jours, la méthode la plus simple consiste à se procurer en pharmacie une base émulsifiante (composée d'huile et de cire) que l'on mélange ensuite aux autres ingrédients. Le beurre de karité peut aussi être employé comme base.

Préparation simplifiée

Cette formulation simple a démontré son efficacité :

- 5 parts d'huile macérée
- 4 parts de beurre fondu clarifié
- 1 part de cire d'abeille
- teintures, huiles essentielles, poudre de plantes etc.

○ Faites chauffer doucement le beurre et filtrez l'écume blanchâtre qui se forme à sa surface. Faites dissoudre la cire d'abeille dans ce beurre.

Ajoutez-y un peu de plante séchée réduite en poudre, mélangez bien et laissez refroidir. Il est souhaitable de réchauffer à plusieurs reprises ce mélange, puis de le laisser refroidir.

- Ajoutez l'huile macérée, ainsi que la teinture (1 part de teinture pour 10 de base). Mélangez bien et mettez en pots.

Préparation de base

- 150 g de base émulsifiante
- 70 ml de glycérol (en pharmacie)
- 80 ml d'eau ou d'extrait aqueux
- 40 g de plantes séchées ou 80 g de plantes fraîches

- Mettez à fondre la base émulsifiante ou le beurre de karité au bain-marie. Ajoutez le glycérol et l'eau. Mélangez bien et continuez, jusqu'à ce que le mélange soit liquide.
- Ajoutez les plantes et laissez cuire très doucement pendant deux heures, toujours au bain-marie.
- Pressez le tout au travers d'une mousseline (ne vous brûlez pas : portez des gants en caoutchouc !) et récoltez la pommade dans un bol.
- Remuez durant toute la période de refroidissement pour que la pommade reste homogène.
- Mettez en pots à l'aide d'une petite palette en tassant bien pour éviter la formation de bulles d'air.

Pommade au calendula

(fleurs de souci)

▲ Pétales frais de soucis	80 g
■ Infusion de souci	80 ml
■ Base émulsifiante	150 g
▼ Glycérol	70 ml

- Faites fondre ensemble au bain-marie la base émulsifiante et le glycérol. Ajoutez l'infusion et continuez de bien remuer jusqu'à liquéfaction de l'ensemble.
- Ajoutez les pétales de souci, mélangez et laissez frémir pendant deux heures, en surveillant régulièrement le bain-marie.
- Filtrez le mélange et pressez-le bien afin de récolter le maximum de pommade. Laissez-la refroidir en remuant sans cesse pour lui garder son homogénéité.
- Mettez la pommade en pot dès qu'elle a pris en la tassant bien.

“*Cicatrisante et antiseptique, cette pommade devrait faire partie de toutes les pharmacies familiales. Vous l'utiliserez sur tous les « bobos » courants : blessures légères, écorchures, peau irritée, acné, boutons, piqûres d'insecte, etc.*”

Préparation à base d'huiles macérées

L'intérêt réside dans le fait qu'ici, on remplace le corps gras de la base émulsifiante, neutre, par un produit actif: l'huile macérée. De plus, cette formule simplifiée évite la longue cuisson.

- 25 g de cire d'abeille
- 25 g de lanoline anhydre (en pharmacie)
- 100 ml d'huile macérée
- 50 ml de teinture de plante

- Faites fondre au bain-marie la cire d'abeille et la lanoline anhydre.
- Ajoutez l'huile macérée, la teinture de plante et éventuellement quelques gouttes d'huiles essentielles.
- Remuez bien et mettez en pot quand la pommade a pris.

Pommade au millepertuis et à la camomille

Huile de millepertuis	50 ml
Huile de camomille	50 ml
Teinture de souci	50 ml
Cire d'abeille	25 g
Lanoline anhydre	25 g

Préparez comme indiqué ci-dessus et mettez en pots.

Cette pommade vous sera utile en bien des circonstances : douleurs articulaires, rhumatismales, tendinite, sensation de « doigt mort », blessures légères, piqûres d'insecte, brûlure légère, etc.

Encore plus simple…

Vous pouvez aussi vous contenter de mélanger tout simplement un peu de teinture-mère ou quelques gouttes d'huiles essentielles à un excipient non gras (que vous pourrez vous procurer aisément chez votre pharmacien) ou à du beurre de karité :

exemple 1:	▲ Teinture-mère	1 g
	▼ Excipient non gras	50 g
exemple 2:	▲ Huiles essentielles	5 gouttes
	▼ Beurre de karité	50 g

Pommade à la sauge

Salvia T.M. 1 g
Excipient non gras 50 g
Mêlez le tout.

Si vous vous sentez complexée en raison de votre poitrine trop peu développée, cette simple pommade est pour vous. Appliquée en onction au coucher sur les seins, elle stimule la croissance de la glande mammaire.

□

Les vins médicinaux

Enfin une manière de se soigner civilisée, allez-vous probablement penser ! Il est vrai que l'on rencontre généralement moins de difficulté à convaincre quelqu'un de se soigner avec du bon vin… qu'avec du vinaigre[1] ! A côté de l'*œnologie*, véritable science des vins, il est même une pratique thérapeutique – certes, peu connue - : l'*œnothérapie*.

Sans entrer dans les détails de cette méthode originale et, ma foi, point déplaisante, il est d'autres manières simples, que nous ont transmises nos ancêtres, de préparer et utiliser les vins pour recouvrer la santé ou, simplement, pour notre bien-être.

Les vertus médicinales du vin

Si Paracelse appelait le vin « le sang de la terre », Querceton le nommait « le prince des végétaux et le plus vitriolé ». On lui attribuait de grandes vertus. Ainsi était-il conseillé de choisir un vin de bonne

---

[1] Voir quand même *Le vinaigre santé,* même auteur, Collection Pratiques, Editions Jouvence, 1999.

facture, de ceux qui donnent « une douce chaleur à l'estomac et ne portant pas trop vite à la tête ». Il était même recommandé lors des épidémies de peste !

Le vin blanc est celui «qui donne le plus de gaieté », mais il est aussi susceptible d'aggraver les

Propriétés thérapeutiques des grands crus

La recherche œnologique attribue aux divers crus des propriétés spécifiques qu'il est utile de connaître, au moins dans leurs grandes lignes. En combinant le choix du vin à celui des plantes, le résultat n'en sera que meilleur. En voici quelques exemples:

Alsace : reminéralisants, anti-arthrosiques, dépuratifs, hypocholestérolémiants.

Anjou : anti-asthéniques, diurétiques, reminéralisants, cholérétiques, digestifs.

Beaujolais : dépuratifs, diurétiques, anti-hydropiques, tonicardiaques.

Bordeaux : *Vins rouges:* anti-anémiques, reminéralisants, toniques, astringents, bactéricides. *Vins blancs:* diurétiques, reminéralisants, toniques, hypotenseurs.

Bourgogne : reminéralisants, diurétiques, anti-asthéniques, dépuratifs, hypotenseurs, toniques.

Côtes du Rhône : digestifs, reminéralisants, sédatifs, vulnéraires.

maux de tête. Apéritif, il est aussi diurétique et recommandé dans les cas de rétention d'eau, de colique néphrétique et de mélancolie.

Le vin rosé ou clairet est surtout stomacal.

Le vin rouge est stomacal, fortifiant, « nourrissant » et contribue à chasser les idées noires. Certains

Dordogne : anti-anémiques, bactéricides, astringents, reminéralisants, toniques, circulatoires.

Jura: toniques, reminéralisants.

Languedoc : facilitent le métabolisme des glucides et des lipides, reminéralisants, anti-allergiques.

Loire : cholagogues, anti-lithiasiques, eupeptiques, reminéralisants.

Mâconnais : diurétiques, dépuratifs, tonicardiaques.

Provence : astringents, reminéralisants, anti-hydropiques, hypocholestérolémiants.

Pyrénées : anti-rachitiques, anti-asthéniques, cholagogues, fortifiants, toniques.

Roussillon : toniques, stimulants, euphorisants.

Savoie : alcalinisants, diurétiques, anti-arthrosiques, anti-lithiasiques.

Saumur : eupeptiques, reminéralisants, anti-asthéniques,.

Touraine : cholagogues, anti-lithiasiques, digestifs, eupeptiques.

auteurs ajoutent qu'il « résiste au venin », ce qui était une vertu appréciable dans les temps anciens où sévissaient certaines pratiques « alimentaires » douteuses visant à se débarrasser de ses ennemis, bien que l'on puisse douter que cela ait pu suffire…

Quoi qu'il en soit, et bien que la mode soit aujourd'hui de convaincre chacun d'en consommer au moins trois ou quatre verres par jour (pour protéger notre santé ou les revenus des viticulteurs ?), il semble évident que, pour ne pas tomber de Charybde en Scylla, mieux vaut se contenter d'une consommation des plus modérées : un verre au repas est un maximum, et pas même obligatoirement tous les jours ni à tous les repas. Certes, (de même que le régime méditerranéen, riche en fruits et légumes, huile d'olive, aromates et fines herbes, ail, oignons et échalotes) un *bon* vin protège cœur et artères, ce qui n'est pas le cas de vins ordinaires dont la composition n'a que peu à voir avec le véritable vin. Tout en restant modéré, sachez donc apprécier sans complexe ni scrupule un vin digne de ce nom et recherchez la qualité plutôt que la quantité !

Les vins macérés : une remarquable synergie

Les textes anciens mentionnent de fort nombreuses recettes de vins accommodés avec des plantes qui leurs confèrent ainsi d'appréciables vertus. Dans toutes ces recettes, il s'agit de laisser macérer dans le vin choisi des plantes et divers ingrédients durant quelques jours ou quelques semaines. On connaît ainsi les vins de romarin, de noyer, de Colombo, de genièvre, de patience, de gentiane, de gui, de millepertuis, d'absinthe, de sauge, de colchique etc.

Reconstituants, on trouve de ces recettes dans de nombreux pays. On peut les préparer aussi bien avec des plantes chinoises (Dang Gui, Dang Shen, ginseng de Corée ou autres) qu'avec des plantes de nos régions.

Matériel

L'idéal est d'utiliser un de ces vinaigriers en grès si pratiques, dont le robinet permet le prélèvement aisé de la ration quotidienne.

Remplissez-le aux trois-quarts de plantes et recouvrez-les du vin choisi. Laissez macérer le temps nécessaires (en général au moins deux semaines) avant de commencer à prélever de ce breuvage pour la consommation quotidienne.

“*Au fur et à mesure des prélèvements, il faut penser à rajouter régulièrement du vin dans le vinaigrier, de sorte que les plantes en soient toujours recouvertes. Si vous pratiquez de la sorte, votre vin tonique se conservera longtemps (jusqu'à trois ou quatre mois).*”

Si toutefois les plantes venaient à pourrir (ce qui arrive surtout lorsqu'elles ont été préparées encore humides), jetez le vin !

A défaut de vinaigrier, ou dans le cas (courant) où vous désireriez préparer divers de ces vins, vous pouvez vous contenter de bocaux d'un litre, munis de couvercles hermétiques.

“*Dans ce cas, mieux vaut filtrer le tout, après l'avoir remué, une fois le temps de macération écoulé, et le conserver dans une bouteille soigneusement étiquetée (ne comptez pas sur votre mémoire en ce domaine : combien de fois ne nous est-il pas arrivé de demeurer rêveurs devant des préparations non identifiées... et parfois difficiles à définir !).*”

Voici pour information quelques recettes simples de vins de plantes qu'il vous sera aisé de fabriquer vous-mêmes. Outre leurs vertus thérapeutiques, ils sont d'un goût agréable. Enfin une médecine qui ne soit pas imbuvable, penseront certainement ceux qui, parmi mes lecteurs, ont expérimenté le chlorure de magnésium[1] ! (Ceci compensant cela, ne vous croyez quand même pas dispensé de cette cure aux vertus incomparables !)

---

1 Voir du même auteur, *Le chlorure de magnésium, un remède-miracle méconnu*, Collection Pratiques, Editions Jouvence.

Quelques recettes de vins de plantes

Voici quelques recettes de vins macérés, faciles à réaliser, qui constitueront votre pharmacopée de base en ce domaine. Nous les avons classées par ordre alphabétique, pour plus de facilité. Vous trouverez indiquées les proportions de plantes et vin, le mode de préparation et, en italiques, les principales indications et la posologie de ce vin macéré.

Quelques conseils avant de commencer…

- Dans la mesure du possible, utilisez des plantes fraîches.
- Soyez attentifs à la qualité des ingrédients employés: vins biologiques, plantes sauvages non traitées ni irradiées, sucre roux non raffiné, fruits non traités…
- N'utilisez que des fruits mûrs et sains. Lavez-les et séchez-les avant de les mettre à macérer.
- Utilisez des récipients très propres et séchés soigneusement.
- Choisissez des récipients en terre, grès, porcelaine, verre, ainsi que des cuillères en bois. Prohibez l'usage de récipients métalliques (surtout en aluminium).

Bien entendu, tous ces vins sont recommandés à faible dose, généralement en apéritif, à raison d'un verre à liqueur avant le repas. Employez de préférence pour les fabriquer des vins biologiques, des plantes de bonne qualité et du sucre roux non raffiné. Pour plus de simplicité, faites préparer le mélange indiqué par votre herboriste (sauf lorsqu'il est précisé qu'il s'agit de plantes fraîches) : vous n'aurez plus qu'à tout mêler au vin.

Vin d'absinthe

- 1 litre de vin de Malaga
- 20 g d'absinthe
- 20 g de myrrhe
- 20 g de gentiane
- 20 g de cascarille
- 25 g de fleurs de camomille
- 40 g d'écorce d'orange amère
- 60 g de carbonate de potassium

Faire macérer le tout dans un récipient bien couvert pendant quatre jours. Filtrez et mettez en bouteille.

“*Excellent en cas d'anorexie, ce vin stimule l'appétit et soulage les digestions difficiles.*

Une cuillerée à café dans un verre d'eau 1/4 d'heure avant les repas.”

Vin d'Alkekenge

- 100 g de feuilles séchées
- 100 g de fruits séchés
- 300 g de sucre
- 1 litre de vin blanc

Faites macérer le tout pendant une semaine.

"*Excellent dans les cas de troubles de le vessie ou de l'urètre (cystite…)., ce vin est aussi diurétique.*

Un petit verre avant chaque repas."

Vin chaud anti-grippe

- 2 clous de girofle
- 1 pincée de cannelle
- 1 pincée de gingembre
- le zest d'un citron non traité
- 40 g de miel
- 25 cl de vin rouge (un bol)

Mélanger tous les ingrédients et portez doucement à ébullition. Laissez bouillir quelques minutes (3 à 5 mn) ou encore, flambez le mélange. A boire très chaud.

"*Anti-infectieux, stimulant. Conseillé en cas de grippe et états infectieux divers.*

Un bol dès les premiers signes, à renouveler une ou deux fois par jour."

Vin d'artichaut

- 200 g de feuilles et tiges d'artichaut
- 1 litre de vin blanc

Coupez en morceaux feuilles et tiges. Laissez-les macérer une quinzaine de jours dans le vin blanc. On peut adoucir avec un peu de miel.

« *Recommandé dans les cas d'athérosclérose, cholestérol, insuffisance hépatique, cirrhose, hépatites, néphrites.*

Un petit verre avant les principaux repas par cures de dix jours. »

Vin de basilic

- 100 g de basilic frais
- 300 g de sucre
- 1 litre de vin

La macération ne dure que 24 heures. Filtrez.

« *Excellent dans le cas de flatulences, ballonnements, digestion difficile. Stimule les défenses immunitaires.*

Un petit verre après les repas. »

Vin de bouleau

- 20 g de feuilles de bouleau
- 10 g de fleurs de genêt
- 1 litre de vin rouge

Versez sur les plantes le vin rouge chaud et laissez le tout infuser un quart d'heure. Passez.

“*Ce vin est diurétique, recommandé en cas de cellulite, obésité, goutte, hydropisie, lithiase rénale, rhumatismes. Un verre matin et soir pendant deux semaines, par cures.*”

Vin de cannelle

- 6 bâtons de cannelle
- 1 litre de vin rouge

Laissez macérer la cannelle dans le vin rouge pendant une quinzaine de jours, puis filtrez.

“*Ce vin est réputé tonique, légèrement aphrodisiaque, digestif, vermifuge.*
Un petit verre avant chaque repas.”

Vin de Colombo

- 10 g d'orange amère
- 10 g de cannelle de Ceylan
- 10 g d'angélique
- 20 g de Colombo
- 1 noix muscade
- un verre de cognac
- 300 g de sucre
- 1 litre de bon vin rouge

Laissez macérer le tout pendant au moins trois semaines.

“*Délicieux, ce vin est aussi un excellent tonique. Un petit verre en apéritif avant les principaux repas.*”

Vin digestif

- 30 g de racine de quintefeuille
- 30 g de racine de tormentille
- 25 g de chardon béni
- 25 g de genièvre écrasé
- 1 poignée d'absinthe
- 1 poignée de centaurée
- 2 kilos de sucre
- 9 litres de vin blanc

Laissez macérer un bon mois.

« *Pris par petite quantité, ce vin facilite la digestion. Un petit verre à la fin du repas.* »

Vin diurétique

- 30 g d'iris de Florence
- 30 g d'écorce intérieure de sureau
- 50 g de racine d'aunée
- 50 g de feuilles de séné
- 10 g de racine de jalap
- 1 litre de vin blanc

Faites macérer le tout pendant une semaine, filtrez.

« *En cas de rétention d'eau, d'hydropisie: boire une verre de ce vin le matin à jeun.* »

Vin diurétique apéritif

- 50 g d'écorce d'orange amère
- 10 têtes de camomille
- 10 g de gentiane
- 1 pincée de cannelle
- 1 bâton de vanille
- 1 pincée de quinquina
- 18 morceaux de sucre
- 1 verre à bordeaux de rhum
- 1 litre de bon vin rouge

Laissez macérer le tout pendant 5 jours et filtrez.

« Un verre à bordeaux quotidiennement aide à lutter contre la rétention d'eau et assure une bonne digestion. Un verre à bordeaux avant le repas de midi. »

Vin aux épices

- 10 g de cannelle
- 6 g de girofle
- 40 g d'amandes amères
- 150 g de sucre roux
- 1 petit verre de bonne eau de vie
- 1 litre de vin blanc

Pilez au mortier les épices et laissez-les macérer 15 jours dans le vin. Puis ajoutez le sucre et l'eau de vie. Filtrez.

« Ce vin est fortifiant, anti-asthénique et antiseptique. Excellent dans les cas de fatigue, impuissance, troubles digestifs. Un petit verre en apéritif avant les repas. »

Vin fortifiant

- 30 g de houblon
- 30 g d'alchémille
- 30 g de scabieuse
- 90 g de bistorte
- 50 g d'orange amère
- 10 g de marrube blanc
- 30 g d'absinthe
- 150 g de gentiane
- 30 g d'angélique
- 30 g de millepertuis
- 15 g de cannelle
- 10 g de mélisse
- 10 g de camomille
- 10 g de romarin
- 10 g de primevère
- 10 g d'achillée millefeuille
- 20 g de bardane
- 30 g de salsepareille
- 30 g d'ortie

Mêlez 100 g de ce mélange à un litre de bon vin rouge auquel vous ajouterez 300 g de sucre. Laissez macérer le tout durant trois jours.

« *Ce vin délicieux est aussi un remarquable fortifiant, surtout recommandé aux femmes souffrant de troubles menstruels, fatiguées par des règles trop abondantes ou pertes blanches. Il convient aussi à toute personne souffrant de catarrhe : bronchite chronique, sinusite, rhinite, tabagisme… Un petit verre en apéritif une ou deux fois par jour.* »

Vin de genièvre

- Cinq poignées de baies de genièvre écrasées
- 250 ml d'eau de vie
- 3/4 l de vin
- 20 morceaux de sucre

Laissez macérer pendant dix jours le genièvre dans l'eau de vie. Puis, faites bouillir le sucre dans le vin et mélangez le tout. Une cuillerée à soupe après le repas, pure ou diluée avec un peu d'eau.

“*Ce vin est diurétique, tonique et stomachique. Efficace dans le cas de rhumatismes, goutte, hydropisie, troubles rénaux.*

Un petit verre en apéritif deux fois par jour, par cures de dix ou quinze jours.”

Vin de gentiane

- 130 g de racines de gentiane
- 300 g de sucre
- 1 litre de vin blanc

Faites macérer le tout pendant trois jours.

“*Ce vin est conseillé aux personnes épuisées, surmenées. Il est tonique, digestif, fébrifuge (fait tomber la fièvre) et stimule les défenses naturelles. Aussi recommandé en cas d'anémie, de constipation, de manque d'appétit et de parasites intestinaux.*

Un petit verre en apéritif avant les principaux repas.”

Vin de gui

- 60 g de baies
- 1 litre de vin blanc

Laissez macérer pendant huit jours.

“*Ce vin est recommandé dans le cas de psoriasis, d'hypertension, de nervosité, de spasmophilie, de néphrite. Il stimule le système immunitaire, est décongestionnant et antispasmodique.*

Un petit verre deux fois par jour avant les repas (ne pas dépasser cette dose).”

Vin de marrube blanc

- 150 g de marrube blanc
- un peu de réglisse
- quelques raisins secs
- 300 g de sucre
- 1 litre de vin blanc

Laissez macérer trois jours.

“*Le vin de marrube est considéré comme un élixir de longue vie, aux multiples propriétés. Hépatite, hémorroïdes, gastrite, arthritisme, anémie, asthme, bronchite chronique, aménorrhée, accouchement difficile, hydropisie, cellulite… C'est aussi un régulateur du cœur, à conseiller en cas de tachycardie, d'arythmie.*

Un verre avant chaque repas.”

Vin de millepertuis

- Fleurs fraîches
- Vin blanc

Remplissez de fleurs fraîches un large bocal et recouvrez avec le vin. fermez le bocal et laissez le tout macérer quelques jours de préférence au soleil, en agitant tous les jours. Filtrez lorsque le vin est devenu d'un beau rouge.

«Ce vin est antiseptique et anti-inflammatoire. Il est recommandé dans tous les cas de gastrite, colite, bronchite, ainsi qu'en usage externe sur les petites blessures ou brûlures.»

Vin de myrtille

- Un bol de myrtilles écrasées
- 10 g de cannelle
- 2 ou 3 clous de girofle
- 1 litre de vin rouge

Laissez macérer le tout pendant huit jours.

«Bactéricide, antiseptique, dissolvant de l'urée, ce vin guérit aussi la diarrhée et améliore la vue. On le recommande contre le diabète et dans le cas d'athérosclérose.

Un petit verre avant chaque repas.»

Vin de noix

- 25 noix fraîches de juin
- 2 litres de vin rouge
- 1 verre d'eau de vie de fruits
- 1 kilo de sucre
- 20 g de cannelle

Laissez le tout macérer 45 jours au moins.

« *Ce vin convient aux personnes anémiées et fragiles. Diarrhée, atonie digestive, eczéma, rhumatismes, ver solitaire.*

Un verre avant chaque repas. »

Vin de noyer

- 100 feuilles de noyer
- 300 g de sucre
- 1 litre de vin rouge

On peut y ajouter selon les goûts 10 g d'orange amère, 20 g de quinquina, une pincée de cannelle et un peu de noix muscade. La macération peut durer de quinze jours à deux ou trois mois, selon les goûts.

« *Ce vin est fortifiant, recommandé en cas d'anémie, de convalescence ou en période de fatigue.* »

Vin d'oignon

- 5 oignons
- 100 g de miel
- 1 litre de vin blanc

Hachez les oignons épluchés, ajoutez le vin blanc et le miel et laissez macérer une semaine. Filtrez.

« Stimulant, diurétique, tonicardiaque. Conseillé dans les cas d'asthénie, d'hydropisie, de problèmes rénaux. Un petit verre matin et soir. »

Vin de patience

- 180 g de racine de patience
- 6 g de réglisse
- 3 g de gingembre
- 120 g de sucre
- 2 litres de bon vin rouge

Pilez les ingrédients et faites-les bouillir au bain-marie pendant une heure et demie. Filtrez.

« Ce vin est recommandé pour les maux suivants : maux de gorge, bronchite, laryngite, mais aussi gastrite, colite, diarrhée, hémorroïdes. »

Vin de persil

- 1 bouquet de persil
- 2 cuillerées à soupe de vinaigre de cidre biologique
- 300 g de miel
- 1 litre de vin blanc

Porter doucement à ébullition le mélange vin-persil et vinaigre. Laissez cuire une dizaine de minutes. Filtrez. Ajoutez ensuite le miel et mélangez bien le tout.

« *Diurétique, tonique, fébrifuge, expectorant, ce vin est conseillé dans le cas de fatigue, bronchite, faiblesse cardiaque, hydropisie, jaunisse.*

1 cuillerée à soupe trois fois par jour suffisent. »

Vin de pissenlit

- 100 g de racines de pissenlit
- 150 g de sucre roux ou de miel
- 1 litre de vin blanc

Mettre dans un bocal les racines (bien nettoyées) coupées en petits morceaux. Ajoutez le sucre et le vin. Laissez macérer une semaine, puis filtrez.

« *Cholagogue, dépuratif, laxatif doux, stomachique, tonique. Recommandé dans le cas d'acide urique, cholestérol, lithiase biliaire, rhumatismes.*

Un petit verre avant les principaux repas. »

Vin reconstituant

- 20 g d'orange amère
- 30 g de cannelle
- 20 g de Colombo
- 3 noix muscades
- 1 verre de bonne eau de vie
- 1 kilo de sucre
- 3 litres de vin

Faire macérer pendant un bon mois, puis filtrer.

« *Ce vin constitue un très bon apéritif aux vertus reconstituantes. Dyspepsie, fièvre, anémie, fatigue chronique, surmenage.*

Un verre à liqueur avant chaque repas. »

Vin de quinquina

- 15 g de noix de kola
- 10 g de cannelle
- 20 g dc Colombo
- 20 g de quinquina
- 1 litre de vin rouge

Laissez macérer tous ces ingrédients pendant un mois, puis filtrez.

« *Anémie, fatigue, stress, convalescence. Un verre à bordeaux deux fois par jour avant les repas.* »

Vin de romarin

- 150 g de romarin en fleurs
- 100 g de sucre
- un verre de rhum
- un litre de bon vin rouge

Laissez macérer le tout durant trois jours, puis filtrez.

“*Recommandé en cas de fatigue, troubles digestifs, asthénie, dyspepsie, fermentations intestinales, surmenage. Tonifie la fonction hépatique et la vésicule biliaire. Un petit verre avant le repas de midi.*”

Vin de romarin *(autre formule)*

- 1 belle branche de romarin frais de mars
- 15 morceaux de sucre
- 1 litre de vin blanc
- 7 feuilles de noyer
- 1 verre d'eau de vie

Laissez macérer dix jours le romarin, 10 morceaux de sucre et le vin blanc. D'autre part, laissez macérer les feuilles de noyer finement coupées dans l'eau de vie. Le moment venu, mélangez le tout dans un saladier. Mettez à caraméliser le sucre restant dans une grande casserole, puis versez-y la liqueur en remuant bien jusqu'à dissolution du caramel.

“*Ce vin exquis fera le plaisir de votre famille et de vos amis. Il présente les mêmes propriétés que le précédent.*”

Vin de sauge

- 80 g de sauge
- 1 litre de vin muscat

Laissez macérer une bonne semaine. Prenez-en un verre à bordeaux avant chaque repas.

« *Recommandé en cas de nervosité, transpiration excessive, gastrite, rhumatismes, goutte, impuissance, fatigue…*

Un petit verre après chaque repas. »

Vin stomacal

- 20 g d'aunée
- 20 g d'absinthe
- 20 g de centaurée
- 20 g d'anis
- 80 g de raisins secs
- 1 litre de bon vin

Le tout macéré durant une quinzaine de jours.

« *Ce vin est un excellent dépuratif.*

Un petit verre avant les repas. »

Vin de sureau

- Une ou deux poignées de baies bien mures écrasées
- 1 litre de vin rouge

Laissez macérer une journée.

«*Excellent dans le cas de fibrome utérin, règles douloureuses et irrégulières, néphrite, hydropisie, rhumatismes. Efficace aussi en cas de dysenterie.*

Un petit verre en apéritif.»

Vin de sureau *(autre formule)*

- 20 g de suc de baies fraîches
- 10 g de bon vin rouge

«*Boire ce mélange en une ou deux fois au cours de la journée en cas de sciatique ou de névralgie du trijumeau.*»

Vin de sureau *(autre formule)*

- 200 g de seconde écorce de sureau
- 1 litre de vin blanc

Faites macérer le tout pendant trois jours, puis filtrez.

«*Arthrite: prendre quotidiennement trois petits verres de ce vin.*

Rétention d'eau, constipation: boire 100 g par jour de ce vin.»

Vin de Tanaisie

- 75 g de tanaisie (fleurs et feuilles)
- 3/4 de litre de vin blanc

Laisser macérer une journée.

« *Une cuillerée à soupe toutes les deux heures pour traiter les crampes d'estomac et les coliques néphrétiques.*

En cas de rhumatisme : une cuillerée à soupe deux fois par jour. Ce vin est aussi vermifuge : pour les adultes : une cuillerée à soupe matin et soir. »

Vin tonique

- 6 noix de kola
- 5 g de cacao
- 5 g d'écorce d'orange amère
- 3 g de camomille
- 3 g de gentiane
- 2 g d'aunée
- 2 g de germandrée
- 2 g d'achillée millefeuille
- 1 litre de vin

Laissez macérer le tout pendant une quinzaine de jours au moins.

« *Vin reconstituant, tonique. Fatigue, dépression nerveuse, surmenage, convalescence, impuissance.*

Un petit verre avant le repas. »

□

Quelques élixirs de longue vie

Les élixirs aux pouvoirs magiques abondent dans les récits anciens. En voici quelques recettes, toujours appréciables de nos jours, qui compléteront agréablement votre pharmacopée naturelle.

Elixir de Cagliostro

- 15 g d'aloès
- 8 g de myrrhe
- 6 g de cannelle
- 6 g de clous de girofle
- 6 g de noix de muscade
- 1 g de safran
- 1 g de gentiane
- 1 g de tormentille
- 500 g de miel ou de sucre roux
- 1 litre d'eau-de-vie

Mélangez le tout et laissez macérer une quinzaine de jours (au moins). Filtrez.

“*Conseillé en cas d'anémie, de faiblesse, de fatigue chronique, de troubles digestifs. Un petit verre à liqueur après le repas.*”

Elixir de gingembre

- 60 g de gingembre frais râpé
- 500 g de miel
- 1 litre d'eau-de-vie

Mélangez bien le tout et agitez le bocal chaque jour. Laissez ainsi macérer pendant une quinzaine de jours. Filtrez.

« *Tonique, aphrodisiaque. Recommandé dans les cas d'impuissance, de troubles digestifs, de manque d'appétit et d'états infectieux.*

Une cuillerée à soupe une ou deux fois par jour. »

Elixir de jeunesse

- 25 g de feuilles d'aloès
- 2 clous de girofle
- 3 g de cannelle
- 3 g de safran
- 2 g d'agaric blanc
- 2 g de gentiane
- 2 g de quinquina
- 2 g de rhubarbe de Chine
- 2 g de zédoaire
- 100 g de miel ou de sucre roux
- 1 litre d'eau-de-vie

Mélangez le tout et laissez macérer au frais pendant au moins un mois.

« *Recommandé en cas de troubles liés à la sénescence. Cure anti-vieillissement. Un cuillerée à soupe après le repas de midi.* »

Elixir de longue vie

- 30 g d'aloès
- 30 g de rhubarbe
- 30 g de cardamome
- 15 g de gentiane
- 15 g de safran
- 1 litre d'eau-de-vie

Laissez macérer le mélange pendant une quinzaine de jours, puis filtrez.

“*Apéritif, tonique. Sénescence, anémie, fatigue, asthénie.*

Une cuillerée à soupe après le repas de midi.”

Elixir d'orange

- 2 oranges sanguines non traitées
- 500 g de sucre roux
- 1 litre d'eau-de-vie

Coupez les oranges en rondelles, recouvrez-les de sucre et laissez-les reposer une journée. Le lendemain, ajoutez l'eau-de-vie et laissez macérer le tout pendant au moins un mois et demi. Filtrez.

“*Asthénie, convalescence, dyspepsie, hyperviscosité sanguine, sénescence, apéritif, tonique.*

Une cuillerée à soupe une fois par jour.”

□

Avant de nous quitter…

J'espère que vous prendrez autant de plaisir que nous à la préparation de vos pommades, teintures et élixirs. Bien sûr, ce petit livre n'est pas exhaustif: il est des milliers de formules simples permettant de préparer des remèdes-maison efficaces et sans danger. Le but était surtout de vous en donner les bases … et le goût ! A présent, n'hésitez pas : lancez-vous ! A partir des bases indiquées, vous pourrez préparer les mélanges qui vous conviennent le mieux et vous soulager, ainsi que vos proches, de toutes sortes de maux courants.

N'est-il pas agréable, de plus, d'être en mesure de prendre en charge sa propre santé sans toujours devoir recourir aux médications chimiques ? Recouvrer un peu de cette élémentaire liberté contribuera aussi à vous redonner confiance en vous, en votre corps et ses merveilleuses facultés de régénération – auxquelles il suffit bien souvent de croire pour qu'elles se mettent aussitôt en œuvre –, et aussi en la nature qui nous offre tous les remèdes dont nous pouvons avoir besoin, comme une mère tendre et attentionnée qui ne saurait laisser ses enfants sans secours.

Simplement, soyez prudent et usez toujours de votre bon sens :

En cas de doute ou si le problème semble sérieux, recourez toujours aux conseils d'un thérapeute !

Les plantes peuvent être toxiques: respectez les doses recommandées et les conseils concernant leur récolte et leur préparation.

Annexe

Pour vous aider dans vos préparations et à titre indicatif, voici un aperçu (non exhaustif) de l'utilisation thérapeutique de plantes courantes:

abcès ail, racines de bardane, feuilles de noyer, oignon, pensée sauvage, feuilles de mauve…

acide urique feuilles de bouleau, genièvre, germandrée, lavande…

acné racines de bardane, genièvre, lavande, pensée sauvage, souci, feuilles de sureau, plantain…

aérophagie ail, anis vert, angélique, badiane, basilic, carvi, citron, citronnelle, cumin, estragon, fenouil, genièvre, marjolaine, menthe poivrée, romarin, serpolet, thym, verveine…

allaitement ail, amande, betterave rouge, carotte, carvi, fenouil, galéga, ortie blanche, genièvre, laitue, lavande, oignon cru, romarin, sauge, sésame, fleurs de sureau, tilleul, verveine…

anémie absinthe, fleurs d'acacia, ail, argousier, feuilles de bouleau, camomille, centaurée, cerfeuil, cresson, genièvre, germandrée, lavande, menthe, feuilles de noyer, grande ortie, romarin, sauge…

angine aigremoine, bouillon blanc, cyprès, eucalyptus, laurier, lavande, mauve, racines de plantain, ronce, fleurs de sureau, serpolet, thym…

angoisse aubépine, basilic, lavande, marjolaine, passiflore…

apéritif anis, camomille, carvi, centaurée, chicorée sauvage, coriandre, cresson, semences de fenouil, genièvre, germandrée, gingembre, lavande, marjolaine, mélisse, menthe, sauge, serpolet, thym…

artériosclérose ail, aubépine, aubier de tilleul, citron, racines de fraisier, genièvre, germandrée, feuilles de noyer, feuilles d'olivier, prêle, reine des prés, tilleul…

arthritisme achillée, aubépine, aubier de tilleul, bourdaine, bourrache, feuilles de bouleau, queues de cerises, citron, semences de fenouil, racines de fraisier, genièvre, germandrée, lavande, feuilles de noyer, pensée sauvage, pissenlit, ortie, reine des prés…

asthme ail, anis vert, tige d'angélique, bouillon blanc, citron, eucalyptus, hysope, laitue, lavande, marjolaine, menthe, pissenlit, aiguilles et bourgeons de pin, romarin, sarriette, sauge, serpolet, fleurs de sureau, thym, fleurs de tussilages, fleurs de violettes, véronique…

blessures racines de bardane, feuilles de sureau, feuilles de chou, racines de primevère, fleurs de souci…

bronchite aigremoine, ail, tige d'angélique, argousier, bouillon blanc, cannelle, centaurée, coquelicot, eucalyptus, germandrée, clous de girofle; fleurs, guimauve (feuilles et racines), genièvre, hysope, laitue, lavande, résine de pin, réglisse noire, romarin, bourgeons de pin ou de sapin, sarriette, sauge, chatons de saule, serpolet, sureau (feuilles, fleurs et fruits), thym, fleurs de tussilage, fleurs de violettes...

brûlure huile de cade, camomille, feuilles de chou, eucalyptus, lavande, huile de millepertuis, romarin, pétales de roses, sauge, fleurs de souci, feuilles de thé, tormentille (coups de soleil)...

cellulite feuilles de bouleau, écorce de bourdaine, busserole, feuilles de cassis, citron, feuilles de frêne, fucus, feuilles de lierre, marjolaine, menthe, reine des prés...

cholestérol feuilles d'artichaut, racine d'aunée, huile de cade, feuilles de cassis, huile de courge, graines de lin, pissenlit, racines de salsepareille, solidago, huile de tournesol vierge non raffinée...

circulation achillée millefeuille, ail, arnica, aubépine, châtaigne, citron, genêt, hamamélis, laitue, mélilot, feuilles de myrtille, feuilles d'olivier, petit- houx, romarin, souci, verveine, vigne rouge...

cœur aubépine, feuilles de cassis, citron, genièvre, lavande, mélisse, feuilles d'olivier, passiflore, romarin, sauge, écorce de saule, thym, vigne rouge...

colite aigremoine, basilic, écorce de chêne, chardon marie, fenouil, fumeterre, genièvre, huile de millepertuis, romarin, menthe, sarriette, thym…

constipation bourdaine, basilic, fumeterre, guimauve, lavande, graines de lin, mauve, baies mûres de nerprun, pissenlit, pruneau, semences de psyllium, romarin, solidago, son, baies de sureau…

contusions arnica, basilic, teinture de cannelle, cerfeuil, feuilles de chou, grande consoude, fenouil, hysope, lavande, persil, sauge, racines de sceau de Salomon, thym…

cor et durillon ail, suc de chélidoine, feuille de lierre, vinaigre de pétales de lis…

coups de soleil huile de millepertuis, huile de tournesol, huile de pépins de raisins, tormentille…

courbatures bourrache, lavande, menthe, aiguilles de pin, romarin, feuilles de ronce, sauge, fleurs de sureau, thym…

cystite fleur de bruyère, cajeput, eucalyptus, baies de genièvre, poudre de gingembre (cataplasmes), lavande, santal, bourgeons de sapin…

dépuratifs ail, tige d'angélique, feuilles d'artichaut, bardane, bourrache, centaurée, queues de cerises, rhizome de chiendent, citron, feuilles de frêne, fumeterre, genièvre, germandrée, lavande, graines de lin, oignon cru, ortie, pensée sauvage, pissenlit, reine des prés, salsepareille, sureau (baies, fleurs et feuilles), thym…

diabète ail, artichaut, aunée, bourdaine, bourrache, centaurée, chicorée sauvage, genièvre, cosses de haricots, radicelles de malt, feuilles de noyer, oignon cru, persil, radicelles de poireau, racines de pissenlit, bourgeons de ronce…

digestion absinthe, achillée millefeuille, ail, ail des ours, aneth, anis, basilic, camomille, chardon béni, chicorée sauvage, cumin, fenouil, genièvre, mélisse, petite centaurée, pissenlit, réglisse, romarin, sarriette, thym…

diurétiques racines de bougrane, feuilles de bouleau, feuilles de busserole, queues de cerises, baies et racines d'épine-vinette, feuilles de frêne, feuilles d'olivier, pariétaire, poireau, pissenlit, reine des prés, romarin, baies et feuilles de sureau…

fatigue basilic, fleurs de camomille, cannelle, racine de centaurée, genièvre, germandrée, gingembre, guarana, lavande, menthe, romarin, sauge, thym…

fièvre feuilles de bouleau, bourrache, petite centaurée, lavande, romarin, sauge, fleurs de souci, baies de sureau…

foie achillée millefeuille, artichaut, feuilles de bouleau, bourrache, centaurée, chicorée sauvage, citron, fumeterre, genièvre, huile d'olive, semences de persil, pissenlit, romarin, sauge…

grippe ail, cannelle, citron, eucalyptus, fenouil, hysope, lavande, reine des prés, romarin, sapin ou pin (aiguilles et bourgeons), sauge, thym…

hypertension aubépine, ail, bourrache, centaurée, germandrée, feuilles de noyer, oignon cru, feuilles d'olivier, passiflore, reine des prés…

ménopause alchémille, aubépine, camomille, feuilles de cassis, sauge, vigne rouge…

migraine semences d'anis, tige d'angélique, basilic, camomille, centaurée, feuilles de frêne, genièvre, lavande, mélisse, oignon cru, reine des prés, romarin, sauge, serpolet, véronique…

nervosité angélique, basilic, camomille, cannelle, laitue, lavande, marjolaine, mélisse, millepertuis, fleurs d'oranger, passiflore, romarin, chatons et écorce de saule, tilleul, valériane, verveine…

obésité algues marines, feuilles de bouleau, guarana, pissenlit, poireau…

peau eau d'ail, arnica, bouillon blanc, bourrache, feuilles de bouleau, huile de cade, feuilles de frêne, fumeterre, huile de baies de genièvre, lavande, fleurs de lis, mauve, millepertuis, pensée sauvage, plantain, reine des prés, romarin, sauge, fleurs et feuilles de sureau, thym, violette…

prostate graines de courge, genièvre, oignon cru, aiguilles et bourgeons de pin, pollen, prêle…

rein ail, bourgeons et feuilles de bouleau, bourrache, queues de cerises, chicorée sauvage, racines de fraisier, fenouil, baies de genièvre, oignon cru, feuilles d'olivier, semences de persil, poireau, romarin, sauge, serpolet…

rhumatismes bourgeons et écorce de bouleau, feuilles de frêne, genièvre, huile de millepertuis, pissenlit, reine des prés, écorce de saule, aubier de tilleul…

sommeil aubépine, basilic, feuilles de bouleau, camomille, coquelicot, laitue, lavande, marjolaine, mélilot, mélisse, millepertuis, feuilles et fleurs d'oranger, passiflore, chatons de saule, tilleul, valériane, verge d'or…

toux ail, racines d'aunée, bouillon blanc, bourrache, cynorrhodon, genièvre, guimauve, sirop d'oignon, passiflore, feuilles de plantain, pulmonaire, feuilles de ronce, fleurs de sureau, thym…

vieillissement ail, feuilles de cassis, feuilles de frêne, fumeterre, feuilles de menthe, oignon cru, feuilles de reine des prés, romarin, sauge, thym.

□

Bibliographie
(non exhaustive)

Fabrice BARDEAU, *La pharmacie du Bon Dieu,* Editions Stock, 1977

Tina CECCHINI, *Encyclopédie des plantes médicinales,* Editions De Vecchi, 1975

Suzanne FOINARD, *Veux-tu guérir ?* Editions Sainte Rita, Nice, 1958

Raymond LAUTIE, *Parmi les plantes bienfaisantes,* Editions de la Vie Claire, 1968

Les plantes et les baies sauvages, Solar 1983

Penelope ODY, *Le bien-être par les plantes,* Editions Hachette, 1996

Pr. Patrick PIETRONI, *Manuel pratique des médecines douces,* Editions Hachette, 1996

Maël de SAINT-CLAIR, *Vins médicinaux et élixirs de santé,* Editions S.A.E.P., 1993

Bianca et Alain SAURY, *Se nourrir, se guérir aux plantes sauvages,* Editions Tchou, 1977

Paul SCHAUENBERG, *Guide des plantes médicinales,* Editions Delachaux et Niestlé, 1974

Dr. Max TETAU, *101 conseils pour l'emploi des plantes médicinales,* Editions Hachette 1978

Maria TREBEN, *La pharmacie du Bon Dieu,* Editions Ennsthaler, 1980

Du même auteur :

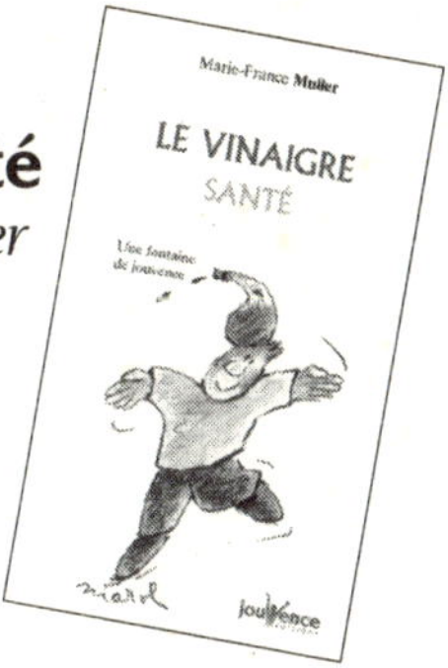

■ Le vinaigre santé
Marie-France Muller

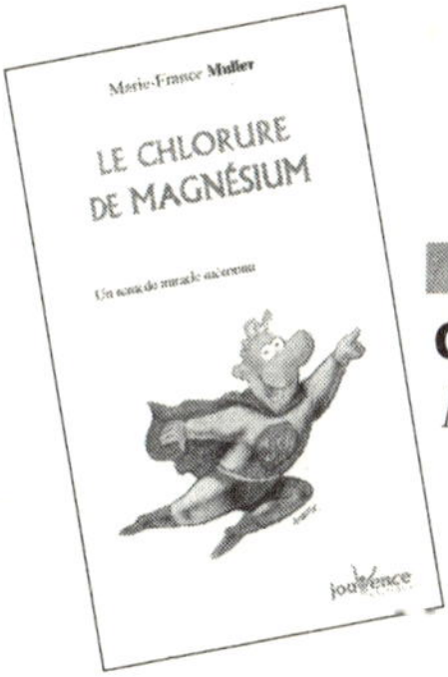

■ Le chlorure de magnésium
Marie-France Muller

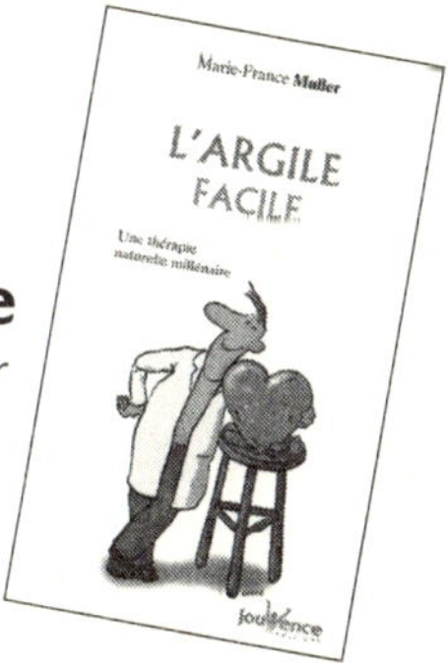

■ L'argile facile
Marie-France Muller

Chaque volume, 96 pages, 4,95 €

Achevé d'imprimer sur rotative par l'Imprimerie Darantiere à Dijon-Quetigny en mars 2012 - Dépôt légal : octobre1999 - N° d'impression : 12-0300

Imprimé en France

IMPRIM'VERT
Votre imprimeur agit pour l'environnement

Dans le cadre de sa politique de développement durable, l'imprimerie Darantiere a été référencée IMPRIM'VERT® par son organisme consulaire de tutelle. Cette marque garantit que l'imprimeur respecte un cycle complet de récupération et de traçabilité de l'ensemble de ses déchets.